Noura Mohammed Bakr Ghareb

O efeito dos produtos à base de plantas no desenvolvimento dos dentes (Odontogensis)

Noura Mohammed Bakr Ghareb

O efeito dos produtos à base de plantas no desenvolvimento dos dentes (Odontogensis)

O efeito do Aloé Vera e do óleo de eucaliptol no desenvolvimento de germes dentários em ratos albinos

ScienciaScripts

Imprint

Any brand names and product names mentioned in this book are subject to trademark, brand or patent protection and are trademarks or registered trademarks of their respective holders. The use of brand names, product names, common names, trade names, product descriptions etc. even without a particular marking in this work is in no way to be construed to mean that such names may be regarded as unrestricted in respect of trademark and brand protection legislation and could thus be used by anyone.

Cover image: www.ingimage.com

This book is a translation from the original published under ISBN 978-620-7-80511-2.

Publisher:
Sciencia Scripts
is a trademark of
Dodo Books Indian Ocean Ltd. and OmniScriptum S.R.L publishing group

120 High Road, East Finchley, London, N2 9ED, United Kingdom
Str. Armeneasca 28/1, office 1, Chisinau MD-2012, Republic of Moldova, Europe
Printed at: see last page
ISBN: 978-620-8-25295-3

<u>Introdução</u>

O desenvolvimento dos dentes ou odontogénese é um processo muito complexo que envolve muitos factores de crescimento e factores de transcrição para assegurar um desenvolvimento ordenado e controlado tanto para os germes dentários individuais como para toda a dentição. Desenvolve-se como resultado de uma série complexa de interações entre o epitélio e o tecido mesenquimatoso subjacente, através das quais os dentes se desenvolvem, crescem e erupcionam na boca. O processo básico de desenvolvimento é semelhante para todos os dentes, mas cada dente em desenvolvimento desenvolve-se como uma unidade anatomicamente distinta.

O desenvolvimento do dente passa por uma série de estágios morfológicos conhecidos como broto, capuz e sino (precoce e tardio), de acordo com o grau de morfodiferenciação e histodiferenciação de seus componentes epiteliais. O germe dentário muda rapidamente tanto no seu tamanho como na sua forma, e ocorrem processos morfogénicos. Na fase de sino tardio, os tecidos duros são formados e o crescimento posterior da coroa ocorrerá.O tempo também é uma questão crítica para o desenvolvimento dos dentes. Os dentes primários começam a desenvolver-se entre a sexta e a oitava semanas, e os dentes permanentes começam a formar-se na vigésima semana.

Uma boa alimentação da mãe durante a gravidez é importante para o desenvolvimento dos dentes. A dieta da mãe deve conter quantidades adequadas de vitaminas, minerais, hidratos de carbono, gorduras e proteínas. Alguns medicamentos ou drogas não devem ser tomados pela mãe durante a gravidez, pois podem prejudicar o desenvolvimento dos dentes do embrião

O aumento da utilização recente de remédios à base de plantas parece resultar do facto de o público considerar que os produtos naturais são inofensivos ou, pelo menos, têm menos efeitos secundários do que os medicamentos comuns. O pressuposto de que estes medicamentos à base de plantas têm apenas efeitos benéficos provou ser prejudicial. O uso irracional de medicamentos à base de plantas sem a consulta de um especialista ayurvédico pode causar efeitos sistémicos e locais.

Revisão da literatura

Durante o desenvolvimento dos órgãos, as células vizinhas coordenam seu crescimento e diferenciação para adquirir forma e função. No caso dos dentes, as células do ectoderma e do mesênquima oral interagem para dar origem a estruturas altamente mineralizadas de formas e tamanhos específicos.[1] Na embriogénese, o tubo neural forma-se por invaginação do ectoderma sobrejacente, depois as células neuroepiteliais pluriopotentes migratórias, as células da crista neural, migram da região da linha média dorsal do tubo neural.[2] Perdem o seu carácter epitelial e assumem uma conversão mesenquimal para dar origem a um conjunto diversificado de tipos de células, incluindo o sistema nervoso periférico, a glândula adrenal, a medula adrenal, os melanócitos, a cartilagem facial e a dentina dos dentes. [3,4]A incapacidade das células da crista neural de migrarem normalmente para os locais apropriados durante o desenvolvimento craniofacial leva a graves defeitos de desenvolvimento, como a ausência de dentes (anodontia) ou maxilares subdesenvolvidos (micrognatia).[5]

A investigação tem-se centrado na determinação dos processos que iniciam o desenvolvimento dos dentes. É amplamente aceite que existe um fator nos tecidos do primeiro arco branquial (faríngeo) que é necessário para o desenvolvimento dos dentes. Experiências demonstraram que o epitélio que reveste o primeiro arco branquial tem potencial odontogénico, mas este potencial só existe nas fases muito precoces da odontogénese porque, após a iniciação, o controlo do desenvolvimento dentário passa para o mesênquima. [6]Assim, interações sequenciais e recíprocas entre o epitélio oral e as células ectomesenquimatosas derivadas da crista neural promovem a diferenciação celular, resultando na histogénese e organogénese. [7,8]A contínua interação epitélio/mesênquima ocorre durante o desenvolvimento do dente, tornando este órgão um dos melhores modelos de diferenciação e um excelente objeto de estudo evolutivo. [9]No entanto, a ortogénese dos órgãos requer um controlo preciso da proliferação e diferenciação celular no tempo e no espaço. Este controlo dos padrões e formas durante a organogénese é claramente evidenciado na diversidade evolutiva das formas encontradas nos molares dos mamíferos.[10]

Investigações recentes em mamíferos sugerem que, para além do ectoderma oral (epitélio oral) e do mesênquima da crista neural, o endoderma do intestino grosso desempenha um papel na iniciação dos dentes. De facto, há provas de que a especificação do epitélio dentário tem lugar no ectoderma oral adjacente ao endoderma do intestino anterior e acima das células da crista neural do mesencéfalo.[11]

A odontogénese ou desenvolvimento dos dentes pode ser dividida em três fases que se sobrepõem: iniciação, morfodiferenciação e histodiferenciação. Durante a iniciação, os locais dos dentes são estabelecidos, com o aparecimento de germes dentários ao longo da lâmina dentária. Durante a morfodiferenciação, a forma do dente é determinada por uma combinação de mitose celular e movimento celular. Durante a histodiferenciação, o dente continua a dar origem aos tecidos totalmente formados, tanto mineralizados como não mineralizados.[12]

Iniciação

A dentição dos mamíferos é iniciada pela invaginação do epitélio no mesênquima subjacente para formar a lâmina dentária[13] . Este processo começa na região distal (molar) e, mais tarde, na linha média, o alargamento continuado da lâmina dentária em locais específicos, juntamente com a condensação do ectomesênquima da crista neural, dá origem a botões dentários individuais.[14] O epitélio oral torna-se mais espesso e invagina-se no mesênquima para formar uma banda epitelial primária, dividindo-se depois em dois processos: a lâmina vestibular e a lâmina dentária.A lâmina vestibular contribui para o desenvolvimento do vestíbulo da boca, delimitando os lábios e as bochechas das regiões portadoras de dentes. A lâmina dentária contribui para o desenvolvimento dos dentes através de uma série de tumefacções (germes dentários) que se desenvolvem na superfície profunda da lâmina dentária.[115]

Morfodiferenciação e Histodiferenciação

O desenvolvimento de dentes individuais é então iniciado dentro de domínios específicos da lâmina, referidos como placódios. Durante o estágio de broto, o epitélio dentário invagina-se no mesênquima dentário, que se condensa em torno do epitélio para formar um broto. Em seguida, durante o estágio de capa, o epitélio se estende ainda mais para dentro do tecido mesenquimal e se envolve em torno do mesênquima em condensação. O estágio de capa é seguido pelo estágio de sino, durante o qual surgem padrões de cúspides específicos para cada espécie: em um dente com uma única cúspide, um nó primário de esmalte, que aparece pela primeira vez no estágio de capa, dá origem à ponta da coroa; em dentes de mamíferos com várias cúspides, nós secundários de esmalte se formam nos locais das futuras cúspides. A esta fase segue-se o crescimento final e a secreção de matriz, durante a qual o epitélio interno do esmalte se diferencia em ameloblastos, que produzem esmalte, e as células mesenquimatosas adjacentes diferenciam-se em odontoblastos que secretam dentina. As raízes continuam a desenvolver-se durante a erupção.[16,17] fig.(1)

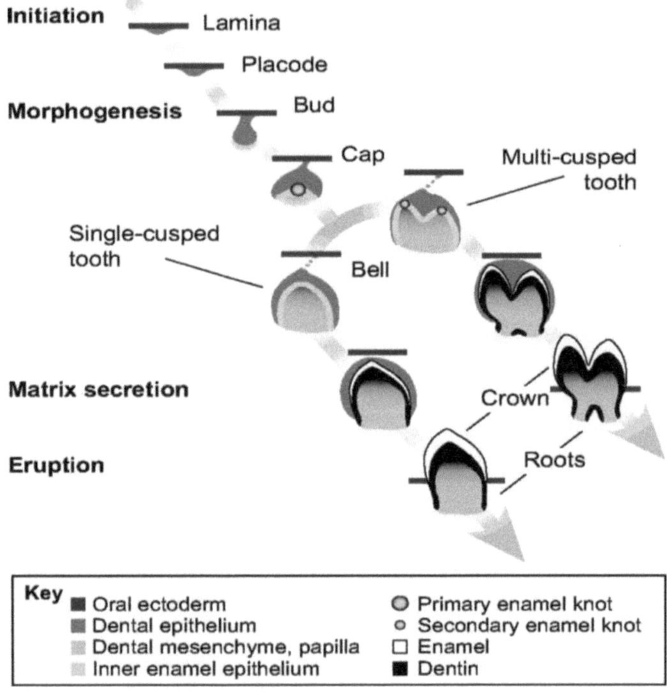

Fig. (1); Diagrama mostrando as fases de desenvolvimento dos dentes.

Fases do desenvolvimento dos dentes:

Palco Bud

À medida que o botão dentário continua a proliferar no ectomesênquima, a densidade celular aumenta imediatamente adjacente ao crescimento epitelial chamado papila dentária, que forma a dentina e a polpa. O ectomesênquima condensado que limita a papila dentária e encapsula o órgão do esmalte é chamado de folículo ou saco dentário, que dá origem aos tecidos de suporte do dente. [18]

Fase da tampa

O crescimento contínuo do botão resulta numa fase em que o órgão do esmalte é subdividido nas seguintes regiões: o epitélio externo do esmalte, o retículo estrelado e o epitélio interno do esmalte.[18] As células do epitélio externo do esmalte são cuboidais e estão separadas do saco dentário adjacente por uma membrana basal. Ao longo da sua superfície côncava, entram em contacto com as células em forma de estrela do retículo estrelado, que estão separadas por amplos espaços intercelulares e permanecem em contacto através de um longo processo citoplasmático, unido por numerosos desmossomas e junções japonesas[19] 'Estes espaços intercelulares contêm hialuronano e sulfatos de condroitina que ligam grandes quantidades de água. Algumas células do retículo estrelado de ratinhos foram identificadas como células estaminais[20,21]

Durante os estágios iniciais do desenvolvimento do dente, três estruturas transitórias podem ser vistas: o nó do esmalte, o cordão do esmalte e o nicho do esmalte. A mais significativa em termos de desenvolvimento funcional é o nó do esmalte. Ele pode representar um importante centro de sinalização durante o desenvolvimento do dente. [2223] As células centrais do epitélio dentário na fase de capuz formam um aglomerado de células condensadas conhecido como nó primário do esmalte, que é um pré-requisito para o desenvolvimento do dente desde o botão até à fase de capuz, tendo sido sugerido que é um importante regulador da forma do dente. Também é considerado como uma estrutura transitória que desapareceapoptoticamente.

Os nós de esmalte estão presentes em todos os tipos de dentes, desde os complexos molares dos mamíferos até os simples dentes em forma de cone dos répteis. Cada dente em desenvolvimento tem o seu próprio nó de esmalte que direciona as células circundantes para a modelação da parte do dente acima das gengivas, conhecida como a coroa do dente[24] . A variação nos padrões de expressão gênica dentro do nó do esmalte é responsável pela diversidade na morfologia do dente dentro e entre as espécies. As diferenças na aparência permitem muitas vezes identificar espécies a partir de um único dente, tornando o nó de esmalte valioso para compreender como os dentes evoluem.[25] Depois, a apoptose do nó de esmalte em dentes com muitas cúspides (como os molares), forma-se um novo nó de esmalte chamado nó de esmalte secundário no local das futuras cúspides. [24]

Enquanto o crescimento epitelial em forma de tampa é amplamente referido como órgão do esmalte, as células ectomesenquimais condensadas são referidas como papila dentária . O folículo dentário cobre o exterior destas duas substâncias. O órgão do esmalte, a papila dentária e o folículo dentário constituem o germe dentário .[26]

Palco do sino

No final do estágio de capa, a forma do dente começa a ser formada e é seguida pelo estágio de sino, no qual a coroa do dente assume sua forma final (morfodiferenciação) e as células que farão os tecidos duros da coroa (ameloblastos e odontoblastos) adquirem seu fenótipo distinto (histodiferenciação). A região onde os epitélios dentários interno e externo se encontram na borda do órgão do esmalte é conhecida como alça cervical[14] , onde as células continuam a dividir-se até que a coroa do dente atinja o seu tamanho total e, após a formação completa da coroa, dá origem ao componente epitelial para a formação da raiz.[18]

O órgão do esmalte é constituído pelas seguintes regiões: **o epitélio externo do esmalte, o retículo estrelado, o estrato intermédio e o**

epitélio interno do esmalte. As células do **epitélio externo do esmalte são** pouco cuboidais e estão separadas do ectomesênquima do saco dentário adjacente por uma membrana basal.

Estas células têm um rácio nuclear/citoplasmático elevado (pouco citoplasma). O seu citoplasma contém ribossomas livres, poucos retículos endoplasmáticos rugosos, algumas mitocôndrias e alguns tonofilamentos dispersos. Os complexos juncionais unem as células adjacentes.[18] A principal função do **retículo estrelado** é mecânica, representada pela proteção dos tecidos dentários subjacentes contra perturbações físicas e a consequente manutenção da forma do dente. Estas células contêm fosfatase alcalina, pequenas quantidades de ARN e glicogénio, pouco retículo endoplasmático e poucas mitocôndrias, para além de glicosaminoglicanos, que têm sido sugeridos como estando envolvidos na manutenção e proteção do órgão do esmalte, equilibrando a pressão exercida pelo folículo dentário. .[11] Além disso, existe um complexo de golgi relativamente bem desenvolvido que, juntamente com a presença de microvilosidades na superfície celular, tem sido interpretado como um indicador da contribuição destas células para a secreção de material extracelular. Embora as células do retículo estrelado sejam de origem epitelial, investigações recentes pressupõem que adquirem caraterísticas semelhantes às do mesênquima, incluindo a síntese de colagénio no tecido. O colagénio tipo I, II e III é expresso nestas células, embora o seu significado funcional não seja claro.[27]

O Stratum intermedium é uma estrutura epitelial transitória, intimamente associada ao epitélio dentário interno, que surge na fase inicial da formação do sino. O estrato intermédio é essencial para o desenvolvimento do esmalte, mas pouco se sabe sobre o seu desenvolvimento e funções.[28] Estas células estão intimamente ligadas por desmossomas e junções de hiato. Têm um elevado grau de atividade metabólica devido a organelas citoplasmáticas desenvolvidas, mucopolissacarídeos ácidos, depósitos de glicogénio e enzima fosfatase alcalina.

O epitélio interno do esmalte é constituído por uma única camada de células colunares altas, que se diferenciam em células especializadas denominadas ameloblastos, antes da amelogénese[29] "O processo de diferenciação das células epiteliais em ameloblastos funcionais apresenta várias alterações morfológicas e funcionais que ocorrem ao longo do tempo e envolvem um alongamento e polarização consideráveis das células com abundância no citoplasma e o aparecimento de processos que segregam matriz, estas alterações morfológicas são conhecidas como:

(i)   A fase indutiva (pré-ameloblastos), em que as células do epitélio interno do esmalte começam a diferenciar-se em ameloblastos, alongam-se, os seus núcleos deslocam-se distalmente (para longe da papila dentária) e o seu citoplasma fica repleto de organelos necessários para a síntese e secreção das proteínas do esmalte.

(ii)   A fase inicial-secretora, em que a extremidade proximal dos ameloblastos recém-formados (perto da papila dentária) é plana e a matriz secretada é designada por matriz de esmalte sem bastão.

(iii)   A fase secretora, em que os ameloblastos se alongam, polarizam, formam projecções cónicas, conhecidas como processos de Tomes, e depositam esmalte sob a forma de bastonetes e prismas.

(iv)   A fase de maturação em que os ameloblastos funcionam para reabsorver grande parte da água e da matriz orgânica do esmalte, de modo a criar espaço para os cristais de esmalte em crescimento[30]

O fenótipo dos ameloblastos tem sido caracterizado pela formação de duas classes principais de proteínas:proteínas hidrofóbicas conhecidas como amelogeninas e proteínas não amelogeninas, tais como proteínas aniónicas do esmalte (enamelinas, proteínas do tufo, tuftelina, ameloblastina, proteínas sulfatadas) e proteases do esmalte[31] ' As amelogeninas são as proteínas mais abundantes, compreendendo aproximadamente 90% das proteínas do esmalte segregadas pelas células dos ameloblastos. As funções postuladas para as amelogeninas variam desde quelantes de cálcio, inibidores do crescimento de cristais até reguladores do crescimento e orientação dos cristais^][32,33,34]

No que diz respeito às células **da papila dentária**, provavelmente todas as células são potenciais pré-odontoblastos, mas apenas algumas delas se diferenciam na presença de factores epigenéticos específicos e após um número mínimo de ciclos celulares, sendo a última divisão assimétrica. In vivo, a diferenciação dos odontoblastos e dos pré-ameloblastos é co-regulada por uma cascata epigenética. Existe uma evolução interdependente e coordenada das linhagens de odontoblastos e ameloblastos que permite a formação da unidade funcional dentina-esmalte por células pós-mitóticas. [35]

Diferenciação celular:

As moléculas sinalizadoras surgem das células epiteliais quando estas iniciam a sua diferenciação em ameloblastos, estas moléculas modificam a lâmina basal interna de modo a induzir as células externas pós-mitóticas da papila dentária a diferenciarem-se em odontoblastos. [36,37][Os odontoblastos são grandes células colunares, cujos corpos celulares estão dispostos ao longo da interface entre a dentina e a polpa, desde a coroa até ao colo do útero e ao ápice da raiz num dente maduro. A célula é rica em retículo endoplasmático e complexo de Golgi, especialmente durante a formação da dentina primária, o que lhe permite ter uma elevada capacidade secretora;

primeiro forma a matriz colagénica para formar a pré-dentina e depois os minerais para formar a dentina madura. Os odontoblastos formam aproximadamente 4 pm de pré-dentina diariamente durante o desenvolvimento do dente. [38]

Os odontoblastos em diferenciação iniciam a secreção de dentina antes do início da secreção da matriz do esmalte pelos ameloblastos. A diferenciação terminal dos odontoblastos é caracterizada por várias etapas: **Primeiro**, os pré-odontoblastos retiram-se do ciclo celular. Durante a última divisão, o fuso mitótico fica perpendicular à junção epitélio-mesenquimal, a membrana basal.[39]

Em seguida, a célula-filha, em contacto com a membrana basal, alonga-se e polariza-se: os núcleos assumem uma posição basal excêntrica e as cisternas do retículo endoplasmático granular desenvolvem-se, achatam-se e tornam-se paralelas ao eixo longo das células.

A seguir, as células diferenciadas começam a sintetizar primeiro a predentina e depois outros componentes da dentina, incluindo o colagénio tipo I, o trímero tipo I, os tipos V e VI. Os odontoblastos funcionais também segregam proteoglicanos, como a decorina e o bi-glicano, e também proteínas não colagénicas, incluindo a sialoproteína óssea (BSP), a sialoproteína dentinária (DSP), as proteínas Gla, como a osteocalcina, bem como a fosforina, a osteopontina e a osteonectina. [38,39]

A diferenciação celular e o desenvolvimento dentário são processos fisiológicos sensíveis muito críticos. Quaisquer factores exógenos ou externos podem afetar este processo, como os tóxicos ambientais (dioxina, hidrocarbonetos aromáticos policíclicos não halogenados e tributilestanho), bem como alguns medicamentos: aspirina, tetraciclina, fluoxetina e doses elevadas de amoxicilina, que têm um efeito teratogénico na dentição dos recém-nascidos. Também a ingestão dietética de fluoreto de sódio, altas doses de vitamina A e seus derivados, ácido retinóico, tretinoína e isotretinoína e ácido ascórbico, além de alguns hábitos como tabagismo e ingestão de álcool.

(Abbott e Birnbaum, 1996; Allen e Lean,2001;) mostraram que as dioxinas têm efeitos no desenvolvimento de roedores, incluindo fenda palatina e perturbações no desenvolvimento da mandíbula^40,41] (Alaluusua et al., 1999). Nos seres humanos, a toxicidade das dioxinas e dos furanos para o desenvolvimento pode aparecer como defeitos de hipomineralização do esmalte nos dentes permanentes de crianças amamentadas e saudáveis. Após exposição acidental, encontrámos um aumento da prevalência de dentes permanentes perdidos e de defeitos de desenvolvimento do esmalte.[42]

A exposição de dentes molares embrionários de murino à TCDD in vitro perturba a morfogénese e a diferenciação celular. Essa interferência da TCDD no desenvolvimento dos dentes envolve a sinalização do recetor do fator de crescimento epidérmico (EGFR), pois os dentes molares embrionários derivados de camundongos deficientes em EGFR se desenvolveram normalmente em cultura de órgãos na presença de TCDD (Partanen et al., 1998).[43]]A exposição lactacional de ratos à TCDD resulta na parada do desenvolvimento do terceiro molar e prejudica a mineralização dos dentes molares (Kattainen et al., 2001; Lukinmaa et al., 2001). [44,45]A TCDD também provoca uma formação defeituosa da dentina e do esmalte nos dentes incisivos de ratos em erupção contínua in vivo (Alaluusua et al., 1993; Kiukkonen et al., 2002).[46,47]
(Partanen et al., 2004). Demonstrou-se que a TCDD bloqueia o desenvolvimento dos dentes molares de rato in vitro se a exposição começar na fase de iniciação, enquanto a exposição em fases posteriores resulta em dentes de menor tamanho e deformação das cúspides. A localização de

células apoptóticas demonstra que o TCDD perturba o desenvolvimento do dente ao aumentar e acelerar a apoptose no epitélio dentário.[48]] (Salmela et al, 2011) mostraram que a concentração de tributilestanho TBT prejudica de forma dependente a formação de tecido duro dentário e reduz o tamanho do dente em molares embrionários de rato em cultura. Os efeitos dependem do estágio de desenvolvimento do dente no início da exposição e podem envolver interações epiteliais-mesenquimais.[49]

(Imai et al., 2007) elucidaram a influência da ingestão de álcool em ratas grávidas na formação do corpo e dos dentes de ratos neonatais, verificaram que o atraso no crescimento físico afectava o crescimento do germe dentário, o atraso no crescimento diferencial do germe dentário, o atraso no início da calcificação e o atraso na formação da raiz, acompanhando o atraso no crescimento do corpo, e que a erupção do primeiro molar inferior também estava atrasada. [50](Dong et al., 2011) descobriram que o tabagismo passivo materno para as ratas grávidas inibe o desenvolvimento morfológico, levando ao atraso do crescimento dentário e do nível de mineralização do tecido duro nos primeiros molares mandibulares dos ratos descendentes.[51

Vilela A 2001, Também a hipervitamonose de vitamina A em embriões de ratos induziu a observação de fusão total ou parcial dos incisivos superiores e molares inferiores, agenesia bilateral dos incisivos superiores e inferiores e ausência da articulação temporomandibular. Os epitélios externo e interno do órgão dentário apresentaram células mais curtas e com núcleos menores, o excesso de vitamina A atua na odontogênese e na morfogênese facial, levando ao nascimento de fetos malformados. [52](Roslindo et al,2001) quando usaram isotretinoína, derivados da vitamina A, durante o período de gestação de ratos, mostraram atraso no desenvolvimento dos germes do primeiro molar do feto do grupo tratado com isotretinoína.[53]

(Levenson G, 1976), ao mostrar o efeito da deficiência de ácido ascórbico em germes de dentes de segundo molar de ratos cultivados in vitro, encontrou uma falha notável na manutenção de tecido odontoblástico e ameloblástico diferenciado, com paragem da síntese de predentina, colapso estrutural grave e redução do tamanho. Os padrões de cúspide foram perdidos nos molares, com afundamento das camadas superficiais no tecido pulpar e achatamento de todo o órgão. Isto resultou numa falta de morfologia reconhecível e numa grave desorganização dos tecidos. Apenas as áreas de crescimento da bainha radicular com proliferação associada de pré-esmalmoblastos e pré-odontoblastos e o tecido pulpar adjacente permaneceram normais e refractários à deficiência de ascorbato. As camadas odontoblástica e ameloblástica foram rompidas e as células foram desdiferenciadas. Os odontoblastos recém-diferenciados tornaram-se altamente vacuolizados quando se polarizaram e começaram a secretar matriz extracelular. [54]

Asmaa S. 2005, avaliou o efeito da hidrocortisona no desenvolvimento do dente, tendo verificado que a hidrocortisona inibe a síntese de proteínas e glicoproteínas, diminui a quantidade de células em proliferação, acelera a sua diferenciação e, por conseguinte, atrasa o desenvolvimento do germe dentário. Doses elevadas de succinato de hidrocortisona provocam alterações no desenvolvimento, embora se tenha verificado que doses baixas provocam alterações semelhantes.[55]

Sabe-se também que muitos fármacos administrados na gravidez, principalmente durante as fases iniciais, em humanos ou animais, podem ser prejudiciais para o embrião ou feto, induzindo a morte prematura e a absorção ou reabsorção uterina. Caso contrário, podem causar a morte à nascença, ou o recém-nascido sobrevive com anomalias morfológicas ou funcionais.[17] Tal como o estrôncio, os difosfonatos e o fluoreto, como demonstrado por (, (Fouda 1989, lange e simmelink 1986 e Lyaruu 2012), resultam na produção de um quisto sub ameloblástico no germe dentário em desenvolvimento. Esse cisto resulta no descolamento dos ameloblastos das células odontoblásticas subjacentes, o que pode interferir na formação do tecido duro dentário. Vale ressaltar que, uma vez formados, os tecidos duros dentários não são remodelados e, portanto, quaisquer distúrbios importantes na função das células dentárias são permanentes. [56,57,58]

(Lyaruu D et al, 2012) observaram o destino dos quistos subameloblásticos induzidos pelo flúor no desenvolvimento de germes dentários de molares de hamster, tendo constatado que, nesta dose de flúor (20mg NaF/kg), os defeitos sub-superficiais opacos com esmalte de superfície intacto (manchas brancas) são a consequência das lesões quísticas induzidas pelo flúor formadas anteriormente sob os ameloblastos da fase de transição secretora tardia.[58]

A utilização global de medicamentos à base de plantas está a aumentar rapidamente. As ervas têm sido amplamente utilizadas na gravidez e no período pós-parto para reduzir o desconforto associado à gravidez e para restaurar a condição corporal após o parto. Ao contrário dos medicamentos sujeitos a receita médica, a maioria dos produtos à base de plantas é comercializada sem passar por ensaios clínicos que demonstrem a sua eficácia ou segurança. [59]

Há cada vez mais provas de que isto também é verdade no caso de as mães utilizarem certos medicamentos à base de plantas durante a gravidez ou enquanto amamentam os seus bebés. Os efeitos podem ser transitórios, graves ou fatais. O feto está particularmente em perigo se forem utilizadas ervas com propriedades teratogénicas, carcinogénicas, tóxicas ou abortivas.[60]

O aloé vera e o óleo de eucaliptol são amplamente utilizados como medicamentos à base de plantas para evitar os efeitos secundários dos medicamentos. No entanto, o efeito destes produtos se forem utilizados na gravidez não é claro, especialmente no caso dos feus, pelo que este estudo tentará explicar esta ideia.

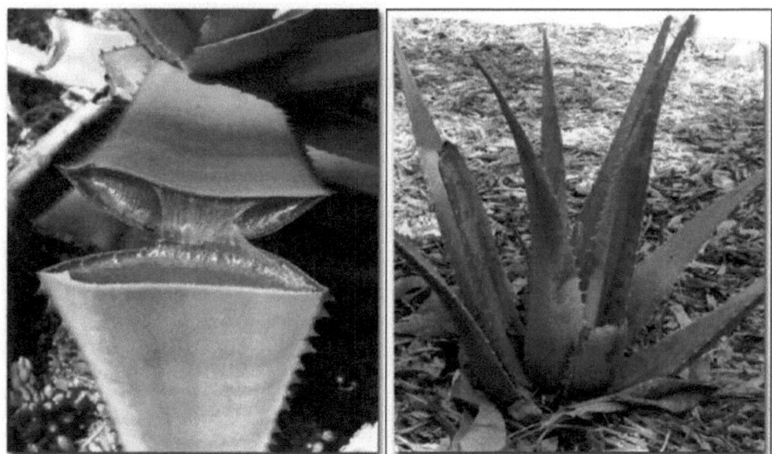

fig.(2) Folhas de Aloe verabarbadensis miller.

Aloé vera deriva da palavra árabe "Alloeh" que significa "substância amarga brilhante", enquanto "vera" em latim significa "verdadeiro". O Aloé vera tem sido utilizado pelo seu valor medicinal há vários milhares de anos. A sua aplicação foi registada na cultura antiga do Egito, Índia, Grécia, Roma e China. Os antigos egípcios consideravam o aloé vera uma planta sagrada que continha os segredos da beleza, da saúde e da imortalidade. O aloé vera, como lhe chamam "planta milagrosa", não só é utilizado pelas rainhas para regimes de beleza, como também é considerado uma bebida para a saúde[161].

Botanicamente: é conhecida *como Aloe barbadensismiller,Aloe indica,*

Aloe barbados, Aloe vera. e pertence à família: (Liliaceae)[62]· A Aloe vera é uma planta sem caule ou com caule muito curto, que atinge 80-100 cm de altura e se propaga por estacas e rebentos de raízes. As folhas são lanceoladas, espessas e carnudas, verdes a cinzento-esverdeadas, com uma margem serrilhada[63] . As flores são produzidas numa haste de até 90 cm de altura, cada flor pendente, com uma corola tubular amarela de 2-3 cm de comprimento. O tecido no centro da folha de aloé contém um gel que dá origem ao gel de aloé ou *Aloe veragel*.fig.(2)[64]

O Aloé vera é constituído por duas partes diferentes, cada uma das quais produz substâncias com composições e propriedades terapêuticas completamente diferentes. O tecido parenquimatoso; constitui a parte interna das folhas de aloé e produz o gel (ou mucilagem) de aloé vera, um material transparente, fino, insípido e gelatinoso.[65] Este tecido é recuperado da folha separando o gel dos resíduos celulares internos.A outra parte da planta é um grupo de células especializadas conhecidas como *túbulos pericíclicos,* que ocorrem logo abaixo da casca verde externa da folha, e que produzem um exsudado que consiste num látex amarelo amargo com poderosas acções laxativas. Este exsudado, que não deve ser confundido com a gelatina/mucilagem do tecido parenquimatoso da folha, está disponível comercialmente para ingestão sistémica para produzir catarse .[66,67]

Componentes activos do aloé vera:

O Aloé vera é utilizado há muitos séculos pelas suas propriedades curativas e terapêuticas, mas os seus efeitos terapêuticos não foram bem correlacionados com cada componente individual[68]· . Contém mais de 200 constituintes biologicamente activos diferentes:

Vitaminas: Contém vitamina A (beta-caroteno), C e E, que são antioxidantes que neutralizam os radicais livres. Contém também vitamina B1, B2, B6, B12, ácido fólico e colina: Contém 8 enzimas: fosfatase alcalina, amilase, bradicinase, carboxipeptidase, catalase, celulase, lipase e peroxidase. A bradicinase ajuda a reduzir a inflamação quando aplicada topicamente na pele, enquanto as outras ajudam na decomposição de açúcares e gorduras.[69]

Minerais: Fornece cálcio, ferro, crómio, cobre, selénio, magnésio, manganês, potássio, sódio e zinco. São essenciais para o bom funcionamento de vários sistemas enzimáticos em diferentes vias metabólicas e alguns deles são antioxidantes. [70]*5ugares:* Fornece monossacáridos (glucose e frutose) e polissacáridos: (glucomananos/polimanose). Recentemente, foi isolada do gel de Aloé vera uma glicoproteína com propriedades antialérgicas, denominada alprogénio, e um novo composto anti-inflamatório, a C-glucosilcromona.[68]

Antraquinonas: Fornece 12 antraquinonas, que são compostos fenólicos tradicionalmente conhecidos como laxantes.*Ácidos gordos:* Fornece esteróides; triglicéridos, colesterol, ácido úrico, ácido araquidónico, campesterol, Ş-sisosterol e lupeol. Todos estes têm ação anti-inflamatória e o lupeol possui também propriedades anti-sépticas e analgésicas. *Hormonas:* como as Auxinas e as giberelinas que ajudam na cicatrização de feridas e têm ação anti-inflamatória. [61]

Aminoácidos: fornece 20 dos 22 *aminoácidos* necessários ao ser humano e 7 dos 8 aminoácidos essenciais que não podem ser produzidos. Também contém ácido salicílico que possui propriedades anti-inflamatórias e antibacterianas. A lignina, uma substância inerte, quando incluída em preparações tópicas, aumenta o efeito de penetração dos outros ingredientes na pele. As saponinas, que são as substâncias saponáceas, formam cerca de 3% do gel e têm propriedades de limpeza e anti-sépticas. [69,70]

O Aloé vera é cultivado em grandes quantidades em muitas partes do mundo devido à sua procura, que foi estabelecida por muitos estudos. Tem múltiplos constituintes que possuem potenciais actividades biológicas. As plantas *de Aloe vera* têm sido utilizadas em todo o mundo devido às suas propriedades medicinais^]⁰

Acções farmacológicas do aloé vera;

<u>Cicatrização de feridas</u>

Foi demonstrado que o gel de aloé pode melhorar a cicatrização de feridas após administração tópica e sistémica em vários estudos[6 8]. O glucomanano, um polissacárido rico em manose, e a giberelina, uma hormona de crescimento, interagem com os receptores de factores de crescimento nos fibroblastos, estimulando assim a sua atividade e proliferação, o que por sua vez aumenta significativamente a síntese de colagénio após Aloé vera tópico e oral. [71]Por isso, também ajuda no tratamento do tecido cicatricial[72]Foi relatado um aumento da síntese de ácido hialurónico e de sulfato de dermatano no tecido de granulação de uma ferida em cicatrização após um tratamento oral ou tópico, uma vez que se verificou que tem uma influência positiva na síntese de glicosaminoglicanos[7 3] A administração oral de Aloé vera teria um efeito sistémico através do aumento da produção de factores de crescimento e da angiogénese[74,7 5]

Efeitos anti-oxidantes

As diferentes fracções de *A. vera*, bem como o gel integral não fraccionado, têm efeitos antioxidantes. Verificou-se que a atividade peroxidante da glutationa, as enzimas superóxido dismutase e um anti-oxidante fenólico estão presentes no gel de *A. vera*, o que pode ser responsável por estes efeitos anti-oxidantes[6 8]. Uma fração de glicoproteína do aloé vera (14kDa) mostrou uma atividade de eliminação de radicais contra o anião superóxido gerado por um sistema gerador de radicais livres conhecido como sistema xantina-xantina oxidase; esta fração também inibiu a COX-2 e reduziu os níveis de Tx A 2 sintase in vitro.[73,76]

Ação anti-inflamatória

O Aloé vera inibe a via da ciclo-oxigenase e reduz a produção de prostaglandina E2 a partir do ácido araquidónico. Recentemente, o novo composto anti-inflamatório denominado C-glucosilcromona foi isolado a partir de extractos de gel[77,78] ... Borra S et al., 2011 mostraram o efeito anti-úlcera do *Aloé vera em* úlceras pépticas induzidas por fármacos anti-inflamatórios não esteróides em ratos. Por conseguinte, os resultados foram sugestivos da atividade anti ulcerogénica do A. vera.[79]

Anti-cancro

A fração apolissacarídica demonstrou inibir a ligação do benzopireno aos hepatócitos primários de rato, impedindo assim a formação de aductos benzopireno-DNA potencialmente iniciadores de cancro. Também foi relatada uma indução da glutationa S-transferase e uma inibição dos efeitos promotores de tumores do acetato de forbolmirístico, o que sugere um possível benefício da utilização do gel de aloé na quimioprevenção do cancro[80]. . Também tem um papel na redução da carga tumoral, na redução do tumor, na necrose do tumor e no prolongamento das taxas de sobrevivência. [81,82].

efeito imunomodulador

O extrato de Aloé vera [polissacáridos] indicou um efeito imunomodulador através da ativação de células macrofágicas para segregar citocinas e marcadores de superfície celular. Algumas reacções imunitárias que parecem ser específicas do acemannan em comparação com outros polissacáridos incluem a estimulação da resposta antigénica dos linfócitos humanos, bem como a formação de todos os tipos de leucócitos do baço e da medula óssea em ratos irradiados. .[83,84]

Efeitos antidiabéticos

Verificou-se que a administração oral de gel *de A. vera* (extrato de resíduo solúvel em álcool) a ratos diabéticos induzidos por estreptozotocina reduziu significativamente a glicemia em jejum, as transaminases hepáticas, o colesterol plasmático e tecidular, os triglicéridos, os ácidos gordos livres e os fosfolípidos e, além disso, aumentou significativamente os níveis de insulina plasmática [85].

Aplicação oral:

Villaloboset al., 2001, observaram uma redução significativa da placa bacteriana e da gengivite após 30 dias de uso de enxaguatórios bucais contendo *Aloe vera em* maior concentração (50%), associados à escovação dental. [86]. O efeito antimicrobiano de um dentifrício contendo *Aloe vera* foi estudado *in vitro*, no qual este fitoterápico inibiu o crescimento de diversos microrganismos orais, como *S. mutans, S. sanguis, A. viscosus* e *C. albicans.*[87]]whilede Oliveira S et al., 2008 utilizou um dentífrico contendo *aloé vera para* controlar a formação de placa bacteriana e a gengivite, verificou que o dentífrico contendo *Aloé vera* não mostrou qualquer efeito adicional no controlo da placa bacteriana e da gengivite em comparação com o dentífrico fluoretado.[88]

O gel dentário de aloé vera *utilizado no* estudo *in vitro* foi tão eficaz como duas pastas dentífricas comercialmente populares no controlo de todos os organismos utilizados no estudo (*S. mutans, S. mitis, L. acidophilus, Prevotellainter media* e *Peptostreptococcus anaerobius*). Além disso, o gel demonstrou um efeito antibacteriano superior contra *S. mitis* apesar da ausência de fluoreto adicional. A atividade do gel interno *de Aloe vera* contra bactérias Gram-positivas e Gram-negativas foi demonstrada por vários métodos diferentes. *Streptococcus pyogenes* e *Streptococcus faecalis* são dois microrganismos que foram inibidos pelo gel *de Aloé vera*. O gel *de Aloé vera* foi alegadamente bactericida contra *Pseudomonas aeruginosa,* enquanto o acemannan impediu a sua adesão às células epiteliais do pulmão humano numa cultura em monocamada^,[90]].

Geetha B et al., 2011, descobriram que a injeção de gel de aloé vera nas bolsas por seringa em torno dos dentes selecionados nos locais de teste de tratamento, resultou numa redução significativa da profundidade da bolsa quando comparada com os controlos e a redução do índice gengival, pode ser atribuída às suas propriedades anti-inflamatórias, antibacterianas e de cicatrização de feridas .[91]

O gel de Aloé vera é eficaz no tratamento da periodontite crónica quando utilizado como adjuvante da destartarização e do planeamento radicular. Pode tornar-se uma parte importante dos tratamentos preventivos e terapêuticos disponíveis para as doenças periodontais[92] . Também o elixir bucal de Aloé vera pode ser um agente antiplaca eficaz e, com as devidas adaptações em termos de sabor e prazo de validade, pode ser um substituto à base de plantas acessível da clorexidina[93]].. Ajmera N et al., 2013, recomendaram a utilização de 15 ml de solução de gel de aloé vera como enxaguamento bucal durante um minuto, duas vezes por dia, com descamação de rotina. O resultado foi a redução do índice de placa com melhor resolução da inflamação gengival^4].

Além disso, o aloé vera foi utilizado como agente de capeamento da polpa e pulpotomia e também como irrigante do canal radicular[95]].O efeito do aloé vera no tecido pulpar de ratos (capeamento direto da polpa) após 30 dias.Foi demonstrado pela coloração de Hematoxilina e Eosina que a aplicação de *Aloé vera* liofilizado *em* contacto direto com a polpa mecanicamente exposta tem uma biocompatibilidade aceitável e pode levar à formação de pontes dentinárias terciárias. A presença de substâncias bioactivas, tais como glicoproteínas, polissacáridos e ^-*sitosterol*, pode estimular a proliferação celular, o aumento dos capilares e a angiogénese com dilatação dos vasos sanguíneos. Estes factores podem ajudar a explicar a proliferação dos fibroblastos e a deposição semelhante à dentina encontrada no gel *de Aloé vera* .[96]

Está provado que o Aloé vera induz a proliferação de células da polpa dentária e a diferenciação em células maduras do tipo odontoblastos, que sintetizam uma nova ponte de dentina e reduzem a inflamação em estudos in vitro e in vivo. O acemannan também provoca uma regulação positiva da expressão da proteína morfogenética óssea-2 (BMP-2) e da sialoproteína dentinária (DSP), bem como a deposição de minerais .[97]

Num estudo realizado por *Boonyagul* Set al., 2012, verificou-se que, ao extrair os incisivos mandibulares direitos de ratos Sprague-Dawley machos, foi colocada uma esponja tratada com acemannan no encaixe. Após 1, 2 e 4 semanas, as mandíbulas foram dissecadas. A formação óssea foi avaliada por absorciometria de raios X de dupla energia e exame histopatológico. [98]. Observou-se um crescimento substancial das trabéculas ósseas nos grupos tratados com acemannan, enquanto que os resultados in vitro revelaram que o acemannan aumentou significativamente a proliferação das células estromais da medula óssea (BMSC), o VEGF, a BMP-2, a atividade da fosfatase alcalina, a expressão da sialoproteína óssea e da osteopontina e a mineralização. Os resultados in vivo mostraram que os grupos tratados tinham uma maior densidade mineral óssea e uma cicatrização óssea mais rápida em comparação com os controlos não tratados. Estes dados sugerem que o acemannan pode funcionar como uma molécula bioactiva que induz a formação óssea, estimulando a proliferação de BMSCs, a diferenciação em osteoblastos e a síntese da matriz extracelular. O acemannan pode ser um candidato a biomaterial natural para a regeneração óssea .[99]

O gel extraído de polissacáridos de Aloé vera (acemmannan) desempenha um papel significativo na cicatrização de feridas orais, criadas por feridas de biópsia de Punch no palato duro de ratos machos, através da indução da proliferação de fibroblastos e da estimulação do fator de crescimento de queratinócitos-1 (KGF-1), do fator de crescimento endotelial vascular (VEGF) e das expressões de colagénio de tipo I^{00}].

As lesões agudas da boca são melhoradas pela aplicação direta da forma de gel em lesões virais herpéticas ou úlceras aftosas. Foi relatado que o hidrogel de acemannan acelera a cicatrização de úlceras aftosas e reduz a dor associada a elas[101]].(Bhalang K, et al.2013Embora a eficácia não tenha sido comparável à do acetonido de triancinolona a 0,1%[102] mas, em geral, o efeito do aloé vera nas lesões de estomatite aftosa recorrente RAS foi considerado curativo, uma vez que diminuiu o tempo de cicatrização para menos de sete dias [103].

O gel de aloé vera é significativamente mais eficaz do que o placebo na indução de melhorias clínicas e sintomatológicas do líquen plano oral. Por conseguinte, o gel de Aloé vera pode ser considerado um tratamento alternativo seguro para doentes com líquen plano oral[10 4] A aplicação tópica de gel de Aloé vera melhora a qualidade de vida total em doentes com líquen plano oral[[105]]Mansourian A et al., 2011 descobriram que a aplicação de gel de aloé vera é sugerida no tratamento de lesões erosivas e atróficas de líquen plano. No entanto, em comparação com os esteróides, de acordo com os resultados deste estudo, a utilização de esteróides em vez de aloé vera no tratamento de lesões ulcerativas de líquen plano é uma escolha melhor e mais adequada.[10 6] Além disso, a sua utilização sob a forma de elixir bucal é um substituto eficaz da triamcinolona no tratamento do líquen plano oral.[10 7]

Um potente extrato polissacárido de aloé vera utilizado para estimular a expressão de BMP-2 em fibroblastos peri-dontais e fibroblastos pulpares. [108,10 9] Além disso, o acemannan estimulou significativamente a atividade da fosfatase alcalina, o colagénio de tipo I, a osteopontina e a expressão do fator de crescimento endotelial vascular (VEGF), bem como a deposição mineral. A atividade da fosfatase alcalina tem sido sugerida como um marcador precoce da diferenciação dos cementoblastos e da deposição mineral[110]

Embora o Aloé vera seja uma planta medicinal e, devido às suas vastas utilizações medicinais, nutracêuticas e outras, tenha uma grande procura no mercado em todo o mundo, tem efeitos secundários quando administrado por via oral: cólicas abdominais, diarreia, urina vermelha, hepatite, dependência ou agravamento da obstipação. Foi relatado que o uso prolongado aumenta o risco de cancro colorrectal. O efeito laxante pode causar desequilíbrios electrolíticos (níveis baixos de potássio)[71] . Também não se recomenda a utilização de Aloé vera durante a gravidez e o período de lactação[63] . Vários estudos referem que o AV é citotóxico para o ser humano e para os animais. Esta citotoxicidade é atribuída a algumas das substâncias activas, como as antraquinonas, incluindo a aloína e a aloínaemodina, que têm potencial genotóxico para as células bacterianas e de mamíferos. [111]

Existem numerosos relatórios sobre os efeitos estimulantes e inibitórios das substâncias semelhantes à lectina do Aloé vera na proliferação celular. As lectinas são glicoproteínas de origem não imune que são conhecidas pela sua capacidade de aglutinar (aglomerar) eritrócitos *in vitro*. A redução do crescimento, a diarreia e a interferência na absorção de nutrientes são causadas por esta classe de tóxicos. Diferentes lectinas têm diferentes níveis de toxicidade, embora nem todas as lectinas sejam tóxicas. As lectinas podem ligar-se a açúcares livres ou a resíduos de açúcares livres ou ligados de polissacáridos, glicoproteínas ou glicolípidos nas membranas celulares. Quando administradas por via oral a animais experimentais, as lectinas interagem com a mucosa do trato gastrointestinal, causando sintomas gastrointestinais agudos, incapacidade de crescimento e mesmo a morte. As lectinas podem alterar a resistência do hospedeiro às infecções ou, mais importante ainda, aos tumores. Após a descoberta inicial da ricina altamente tóxica da mamona, foram detectadas lectinas numa série de plantas comestíveis. Os efeitos tóxicos das lectinas dependem da fonte, da espécie, da dose e da via de administração. A ocorrência de substâncias semelhantes a lectinas no Aloé vera foi descrita pela primeira vez por Winters *et al,* que referiram que as fracções preparadas por centrifugação diferencial a partir de extractos de folhas frescas e de gel de Aloé vera comercial continham níveis elevados de substâncias semelhantes a lectinas.[81]

Alguns estudos citogenéticos mostraram que o AV causava danos cromossómicos, expressos pelo índice mitótico e por aberrações cromossómicas. Foram identificados muitos tipos de rearranjos estruturais dos cromossomas nas células neoplásicas, tais como a duplicação por delecção, a inversão, a inserção e a translocação. Estes rearranjos dão origem a perdas, ganhos e deslocalização de material genético. [112]

Os ratos tratados com extrato de *Aloé vera* também apresentaram um aumento, acentuado do número de células em divisão (metafases), pelo que o índice mitótico (IM) das células da medula óssea aumentou significativamente. Não se observou um aumento significativo das anomalias estruturais (ou seja, anomalias relacionadas com quebras e quebras) nos cromossomas, mas verificou-se que as células com variações no número de cromossomas aumentaram significativamente. Isto resultou num aumento significativo do total de anomalias cromossómicas [113]

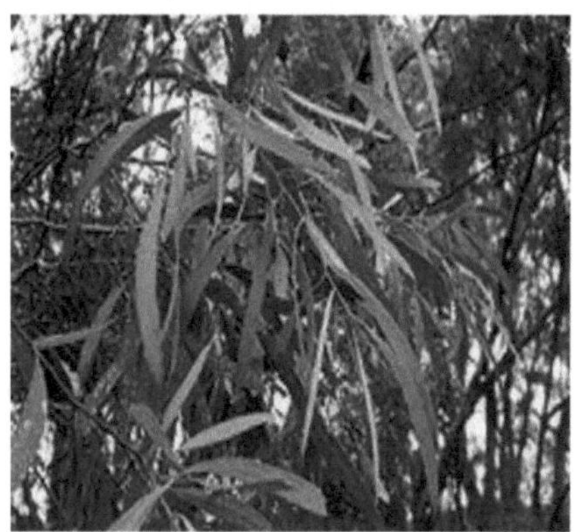

Fig(3) Folhas de óleo de eucaliptol.

O eucaliptol encontra-se amplamente distribuído nas plantas. As principais fontes alimentares são o óleo de eucalipto (até 80-95% de eucaliptol), as ervas e especiarias artemísia, manjericão, alecrim, salva, cardamomo e os seus óleos essenciais[114] . O eucaliptol (1, 8- cineol) é o ingrediente ativo do óleo de eucalipto, responsável pelas suas várias acções farmacológicas. Pertence à família de muitas espécies do género *Eucalyptus*: as Myrtaceae[115] . O eucaliptol é um terpeno monocíclico com uma ponte de éter entre os carbonos 1 e 8. O eucaliptol, 1,8 cineol, é um óleo essencial, presente em grandes quantidades numa grande variedade de plantas, que é frequentemente utilizado no fabrico de cosméticos para aumentar a penetração percutânea de fármacos, como descongestionante nasal e agente antitússico, em aromaterapia e em medicina dentária .[116.117]

O eucalipto é um dos géneros mais importantes e mais plantados do mundo. É uma árvore alta e perene, nativa de regiões tropicais e subtropicais. A Austrália, Tasmânia, foi introduzida com sucesso em todo o mundo, sendo agora amplamente plantada em muitos outros países da América e do Sudeste Asiático e África. As espécies de eucalipto são bem conhecidas como plantas medicinais devido às suas propriedades biológicas e farmacológicas .[118,119]

As folhas das espécies de eucalipto são tradicionalmente utilizadas como analgésicos, anti-inflamatórios e antipiréticos para os sintomas de infecções respiratórias, como constipações e congestão sinusal. As suas principais utilizações são a produção de óleos essenciais, que são utilizados para fins medicinais e farmacêuticos. Além disso, sabe-se que as espécies de eucalipto também contêm produtos bioactivos com efeitos antibacterianos, antifúngicos, analgésicos, anti-oxidantes e anti-inflamatórios .[120]

O eucaliptol tem sido utilizado no tratamento de bronquites, sinusites e rinites crónicas e também no tratamento da asma[121] . Estas acções parecem estar relacionadas com uma ação anti-inflamatória[122] , inibindo a produção do fator de necrose tumoral alfa[123] . O óleo também inibe a produção de citocinas e prostaglandinas por monócitos estimulados *in vitro, o* que explica o seu efeito broncodilatador .[124]

O 1,8-Cineol (eucaliptol) também foi descrito em ratos como tendo proteção gástrica, prevenindo a lesão induzida pelo etanol[125] . Este composto também melhora a circulação sanguínea, levando a hiperemia da pele após aplicação local[126] . Outros relatórios mostraram que a exposição prolongada ao eucaliptol (inalação) aumenta o fluxo sanguíneo cerebral correlacionado com a concentração de eucaliptol no sangue[127] , sugerindo uma ação vasodilatadora. Efeitos cardiovasculares também foram relatados recentemente. Lahlou et al. mostraram que o eucaliptol reduziu a frequência cardíaca por uma ação parassimpática dependente e induziu hipotensão por um relaxamento vasodializador direto .[128]

O eucaliptol é metabolizado em 2-exo-hidroxi-1,8 cineol por microssomas de fígado humano e de rato, mas não é claro se esta substância pode ser metabolizada por seres humanos *in vivo*. Está relacionado com a família das (2,3,7,8- tetraclorodibenzo-paradioxinas). O eucaliptol difunde-se mais rapidamente por inalação do que por administração oral ou através da pele. A sua presença pode ser detectada no sangue 5 minutos após a inalação, sendo a concentração máxima atingida em 18 minutos[129] . O eucaliptol deprime a contratilidade do miocárdio de forma dependente da concentração e aumenta a potenciação relativa, não sugerindo qualquer interferência na função do retículo sarcoplasmático, actuando provavelmente como um bloqueador dos canais de cálcio[130] . O 1,8-cineol pode atenuar a pancreatite aguda induzida pela ceruleína através de um mecanismo anti-inflamatório e do combate ao stress oxidativo[131].

Demonstrou-se um potencial antitumoral significativo in vitro e in vivo do extrato de acetato de etilo de eucalipto citriodora contra células cancerosas humanas derivadas de diferentes origens, bem como contra tumores sólidos murinos de diferentes etiologias[132] . Num estudo recente, o elixir bucal de clorexidina em combinação com óleo de eucalipto demonstrou uma atividade antimicrobiana sinérgica reforçada contra uma vasta gama de microrganismos, como Staphylococcus aureus, S. aureus resistente à meticilina (MRSA), Escherichia coli e Candida albicans, e culturas de biofilme de MRSA e Pseudomonas aeruginosa .[133,134]

O eucalipto tem sido utilizado como medicamento tradicional para o tratamento da diabetes mellitus na América do Sul, em África e no Irão[135].

. Estudos em modelos animais diabéticos com estreptozotocina confirmaram os efeitos anti-hiperglicémicos[135,136] 'e anti-inflamatórios do eucalipto[137] indicam que o extrato aquoso de *folhas de E. globulus* (apesar da sua eficácia antidiabética) pode ter efeitos deletérios na estrutura da membrana hepática e na integridade funcional.[138] usando folhas de eucalipto exibe efeitos inibidores contra a candidíase que, por sua vez, valida o uso tradicional da planta em infecções fúngicas em pacientes diabéticos. Outras investigações químicas e farmacológicas exaustivas com princípios activos isolados da planta podem lançar mais luz sobre a utilização do eucalipto para a atividade antimicrobiana em animais diabéticos e em seres humanos[139].

O óleo de E. globulus foi mais eficiente e teve o melhor efeito antifúngico nas estirpes orais de Candida albicans e Candida glabrata, em comparação com os resultados obtidos com a Anfotericina B. Mesmo em concentrações baixas, estes óleos prejudicam drasticamente o rendimento máximo e a taxa de crescimento de C. albicans e C.glabrata em meio de extrato de levedura peptona-dextrose (YPD). Estas descobertas apoiam o interesse do óleo essencial de E. globulus como uma ferramenta de higiene oral eficiente (anti-Candida spp.) e como uma fonte de compostos antioxidantes .[140]

Houve resultados controversos relativamente ao efeito do óleo de eucalipto como agente antibacteriano em bactérias cariogénicas, tais como S.mutans e L.acidophilus, onde, em 2009, Rasooli I et al., descobriram que os óleos essenciais de espécies de eucalipto e menthe spicata retardam significativamente a formação de biofilme, pelo que podem contribuir para o desenvolvimento de novos tratamentos anti-cáries[141] . Em 2011, Fani M et al. relataram que os óleos de canela e de eucalipto apresentavam atividade antimicrobiana contra microrganismos orais, mas a sua eficácia variava[142] . Em 2013, Motamayel f et al., parece que o extrato de alho tem um potencial efeito antibacteriano em bactérias cariogénicas como *S. mutans e Lactobacillus acidophilus in vitro*, enquanto o extrato de eucalipto não teve qualquer efeito quando se fez uma comparação entre eles .[143]

(Jehad M e Al-Hijazi A, 2011,) *realizaram* um estudo para avaliar o efeito do vapor de óleo de eucaliptol no desenvolvimento do palato e do germe dentário de embriões de ratos durante os períodos de (16.º dia, 18.º dia de vida intra-uterina e um dia de idade dos ratos) histologicamente e histomorfometricamente. O estudo demonstrou uma redução significativa na medição do peso dos embriões ao 18° dia de vida intra-uterina do grupo experimental, em comparação com o grupo de controlo. Enquanto que um valor não significativo, tal como ilustrado no peso dos embriões no 16° dia de vida intra-uterina e com um dia de idade do grupo experimental em comparação com o controlo. Os embriões de ratos com 16 dias de vida intra-uterina submetidos ao vapor de óleo de eucaliptol sintético mostraram que a língua elevada preenchia o espaço da cavidade oral e se situava entre as prateleiras palatinas. As prateleiras palatinas pareciam crescer horizontalmente e ainda não estavam fundidas. O septo nasal foi detectado afastado das prateleiras palatinas .[144]

Secções sagitais através dos maxilares superior e inferior mostraram espessamento do epitélio oral. Embrião de rato de 18 dias de vida intra-uterina submetido ao vapor de óleo de eucaliptol sintético mostrou arcada dentária em forma de ferradura com presença de primórdios de germe dentário ao longo da arcada. Embrião de rato de um dia de vida submetido ao vapor de óleo de eucaliptol sintético apresentou aposição de tecido duro. As células odontoblastóides mostraram-se pouco polarizadas e pouco dispostas diante da dentina em desenvolvimento. A pré-dentina mostrou-se larga, podendo ser detectada a calcoesferite. [144].

O óleo de eucaliptol é um membro da família das dioxinas (2,3,7,8-

tetraclorodibenzo paradioxina, TCDD). Os defeitos de desenvolvimento induzidos pelas dioxinas, que podem ser irreversíveis, estão a suscitar preocupação devido à elevada exposição e à possível maior sensibilidade dos bebés. Recentemente, estudos finlandeses centraram-se nas dioxinas como agente causador de defeitos de desenvolvimento dos primeiros molares permanentes. A amamentação prolongada pode aumentar os defeitos de mineralização nos dentes devido a contaminantes ambientais como as dioxinas ou compostos semelhantes a dioxinas no leite materno[145] interferindo com a maturação do esmalte[146]. No entanto, um estudo sueco que identificou níveis semelhantes de dioxinas no leite materno não conseguiu reproduzir os resultados[147]. Como a TCDD bloqueia o desenvolvimento dos dentes molares do rato in vitro se a exposição começar na fase de iniciação, enquanto a exposição em fases posteriores resulta num tamanho mais pequeno do dente e na deformação das cúspides. A localização de células apoptóticas demonstra que a TCDD perturba o desenvolvimento dos dentes ao aumentar e acelerar a apoptose nas células do epitélio dentário. [148]

Uma boa nutrição para a mãe durante a gravidez é importante para o desenvolvimento dos dentes. As ervas (especialmente os medicamentos à base de plantas para evitar os efeitos secundários dos medicamentos) têm sido amplamente utilizadas na gravidez e no período pós-parto para reduzir o desconforto associado à gravidez e para restaurar a condição corporal após o parto. Os efeitos podem ser transitórios, graves ou fatais. O feto está particularmente em perigo se forem utilizadas ervas com propriedades teratogénicas, carcinogénicas, tóxicas ou abortivas

O objetivo deste estudo é avaliar o efeito da Aloé Vera *e* do óleo de eucaliptol no desenvolvimento de germes dentários em ratos albinos, tanto a nível histológico como histoquímico.

Cinquenta ratos albinos wistar fêmeas que não nasceram anteriormente e vinte ratos albinos wistar machos com peso médio de 150-200 gramas. Todos os animais serão colocados em gaiolas e mantidos em condições de temperatura e humidade controladas pelo clima. Os animais foram alimentados com ração sólida para ratos e água da torneira ad libitum. Dois ratos fêmeas e um macho foram engaiolados juntos e deixados para acasalamento. Quando a gravidez é determinada por um teste de gravidez, as ratas grávidas são divididas em dois grupos;

1- Grupo (I)

O grupo de controlo é constituído por 10 ratas grávidas alimentadas com uma dieta normal.

2- Grupos experimentais

Consiste em 40 ratas grávidas divididas em dois subgrupos

Grupo (II)

* Consiste em 20 ratas grávidas que *receberam* vapores de inalação de *óleo de eucaliptol* (120 *Ml* de óleo em 250 ml de água a ferver) durante meia hora a partir de uma semana de gestação e durante o parto.

Grupo (III)

* Consiste nas outras 20 ratas grávidas que receberam *Aloeveradrink* 200mg/kg. uma vez por dia por gavagem intra-oral a partir de uma semana de <u>gestação e durante o parto.</u>

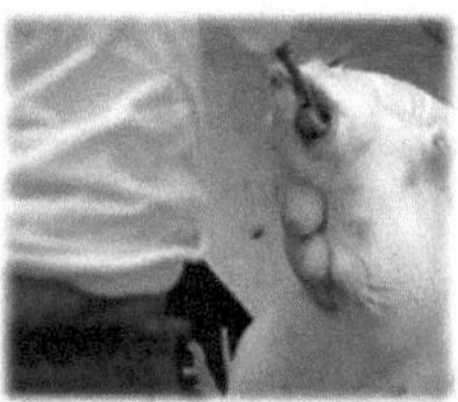

Cada grupo (I, II e III) foi subdividido em subgrupos de acordo com o tempo de escarificação, como se segue:

❖ **Subgrupo A; (D1) os animais foram escarificados no 1st dia do parto.**

❖ Subgrupo B; (D5) os animais foram escarificados no 5th dia do parto.

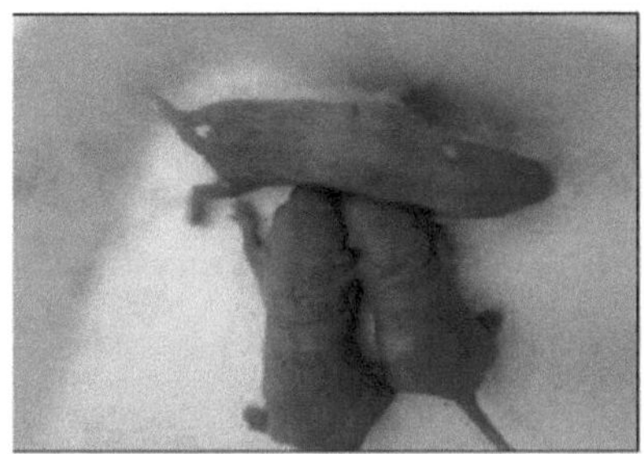

Os maxilares inferiores das crias sacrificadas à nascença foram dissecados, fixados em formalina neutra, desidratados em etanol, limpos em xileno e montados em cera de parafina. Os espécimes com cinco dias de idade foram submetidos a descalcificação com ácido nítrico a 5% e EDTA antes de serem desidratados e limpos. As amostras foram montadas em secções de 5 microns e depois submetidas a coloração de rotina (Hematoxilina e Eosina) e coloração especial

Os resultados mostraram que o germe dentário do molar inferior de ratos albinos à nascença do grupo de controlo (GI D1) apareceu na fase inicial de campânula com uma estrutura normal do órgão do esmalte. O órgão do esmalte é composto por quatro camadas: o epitélio externo do esmalte (OEE), o epitélio interno do esmalte (IEE). O estrato intermédio e o retículo estrelado com vascularização moderada das papilas dentárias e formação óssea normal.

O germe dentário do (GII D1) apareceu como estágio de sino tardio devido à presença de predentina larga com alterações morfológicas. Presença de cisto sub-ameloblástico (fenda) entre o ameloblasto e a predentina subjacente irregularmente espessa e depositada. A variedade de comprimento e a vacuolização entre as células são caraterísticas dos ameloblastos e odontoblastos. Aumento da vasularidade e da dilatação dos vasos sanguíneos da papila dentária. Também foram observadas trabéculas ósseas finas.

O germe dentário do molar inferior de ratos albinos do (GIII D1) apareceu na fase inicial de sino com atraso no desenvolvimento do órgão normal do esmalte. Tamanho mais pequeno, menos cúspides e menos organização e diferenciação das células do órgão do esmalte. Também foram observadas angiogénese e dilatação dos capilares sanguíneos da papila dentária, com atraso na formação óssea em redor do saco dentário.

No (GI D5) o germe dentário do molar inferior apareceu no estágio de sino tardio com deposição de matriz de esmalte e dentina. A mineralização da matriz do esmalte ocorreu em algumas áreas, formando o espaço do esmalte. Formou-se um epitélio de esmalte reduzido e a bainha radicular epitelial de Hertwig é claramente vista com desenvolvimento normal. Formaram-se trabéculas ósseas densas.

O germe dentário do molar inferior em (GII D5) apareceu no estágio de sino tardio com distorção na morfologia geral do germe dentário. A espessura irregular do esmalte e da dentina em algumas áreas e a sua ausência noutras regiões do espécime foram observadas, para além da presença de formação óssea irregular e fina. No (GIII D5), o germe dentário apareceu na fase de sino tardio com coroa grande e alterações na forma anatómica e morfológica da coroa e das cúspides. Foram observadas trabéculas ósseas finas e uma evidente dilatação dos vasos sanguíneos na papila dentária.

Conclusão

A partir dos resultados anteriores, pode concluir-se que existem alterações histológicas, incluindo:

1. Retardar a formação dos dentes

2. Camadas constituintes irregulares dos dentes

3. Alterar a espessura das camadas constituintes dos dentes

4. Perturbação e alteração da mineralização das camadas de esmalte e dentina.

Existem efeitos secundários na descendência dos medicamentos à base de plantas administrados durante a gravidez. A administração de óleo de Aloé Vera e de Eucaliptol durante a gravidez tem efeitos adversos no desenvolvimento dos germes dentários da descendência.

Referências.

(1) Theveneau E, Mayor R. Delaminação e migração da crista neural: da transição epitélio-mesênquima à migração celular colectiva. Dev Biol. 2012,1:34-54.

(2) Jimenez-Rojo L, Granchi Z, Graf D e Thimios A. Determinação do destino das células estaminais durante o desenvolvimento e regeneração de órgãos ectodérmicos. Front Physiol. 2012, 3: 107.

(3) Chandra S. Mayanil. Regulação transcricional e epigenética da indução da crista neural durante a neurulação. DevNeurosci 2013,35:361-72.

(4) Lee G, Chambers S, Tomishima M, Studer L Derivation of neural crest cells from human pluripotent stem cells (Derivação de células da crista neural a partir de células estaminais pluripotentes humanas). Nat Protoc. 2010, 5:688-701.

(5) Kuratani S, Adachi N, Wada N, Oisi Y, Sugahara F. Significado evolutivo e de desenvolvimento do arco mandibular e do crânio précordal/premandibular em vertebrados: revisão do cenário de heterotopia da evolução da mandíbula dos gnatostomídeos. J Anta 2013, 1:41-55

(6) Cobourne M, Sharpe P. Tooth and jaw: Molecular mechanisms of patterning in the first branchial arch. Arch Oral Biol. 2003, 48:1-14.

(7) Zhang Y, Wang S, Song Y, Han J, Chai Y, Chen Y.Timing of odontogenic neural crest cell migration and tooth-forming capability in mice. DevDyn 2003,4:713-8.

(8) Li Xiao. Células estaminais humanas e regeneração de dentes. J Stem Cell Res Ther 2012,2:1-2

(9) Marcia G, Nelson L, Maria T. Determinação da sequência temporal do desenvolvimento dentário do rato para a estirpe ICR/Jcl. J Oral Sci. 2004 , 46: 135-41

(10) Fonseca C, Ales J. Desenvolvimento dentário de *Didelphisalbiventris* (MARSU- PIALIA) 1-incisivos e caninos. J.Braz. Biol2006, 66:53-60.

(11) Berkovitz B, Halland G e Moxham B. Oral anatomy, Histology and Embry- ology.Early tooth development 4th ed. Newyork, 2009,292-4.

(12)   Cobourne M, Sharp P. Making up the numbers: O controlo molecular da fórmula dentária dos mamíferos. Semi Cell DevBiol 2010,21:314.

(13)   LanY ,Shihai J, Rulang J.Molecular patterning of the mammalian dentition. Semin Cell Dev Biol 2013, 13:1-10.

(14)   Townsend G, Bockmann M, Hughes T, Brook A.Genetic, environmental and epigenetic influences on variation in human tooth number, size and shape (Influências genéticas, ambientais e epigenéticas na variação do número, tamanho e forma dos dentes humanos). Odontology, 2012, 100, 1-9

(15)   Tucker A, Sharpe P.The cutting edge of mammalian development. How the embryo makes teeth. Nat Rev Genet2004, 5:499-508.

(16)   Townsend G, Bockmann M, Hughes T, Brook A. Genetic, environmental and epigenetic influences on variation in human tooth number, size and shape (Influências genéticas, ambientais e epigenéticas na variação do número, tamanho e forma dos dentes humanos). Odontology 2012,100:1-9

(17)   Jukka J, Thesleffl. Formação da forma do dente e renovação do dente: evoluindo com os mesmos sinais. J ExpBiol 2012, 139:3487-97.

(18)   NanciA. Ten Cate's Oral histology: development, structure, and function.8th ed. St. louis: Mosby,2013,79-82.

(19)   Pannese E. Observações sobre a ultra-estrutura do órgão do esmalte II. Involução do retículo estrelado. J Ultrastruc Res 1961,5:328-42.

(20)   HardaH, MitsuyasuT, ToyonoT, Toyoshima K. epithelial stem cells in teeth .odontology 2002:90;1-6.

(21)   Bluteau G , Luder H , De Bari C , Mitsiadis T Células estaminais para a engenharia dentária. Eur Cell Mater 2008 16:1-9.

(22)   MatalovaE, AntonarakisG ,Tucker A, Sharpe P. Cell Lineage of Primary and SecondaryEnamel Knots. DevDyn. 2005 ,233:754-9.

(23)   Li CY, Prochazka J, Goodwin A e Klein O.Fibroblast growth fator signaling in mammalian tooth Development. Odontology. 2014,102:1-13.

(24)   Gibson C, Esprito Santo A, Bartlett J, Li Y, Kulkarni A. Os ratinhos deficientes em amelogenina e enamelisina (Mmp-20) apresentam uma

birrefringência alterada na matriz extracelular orgânica do esmalte na fase de secreção. Connect Tissue Res 2007;48:39-45.

(25) Thesleff I, Irma T, Soile K, e Jukka J. Enamel Knots as Signaling Centers Linking Tooth morphogenesis and Odontoblast Differentiation. Avanços na Investigação Dentária 2001,15 :14-18.

(26) ShimoT , Wu C, Billings P, Piddington R, RosenbloomJ, Pacifici M e Koyama E. Expressão, Regulação Génica e Funções de Fisp12/CTGF no Desenvolvimento de Germes Dentários. Dev Dyn.2002, 224:267-278.

(27) Webb P, Moxham B, Ralphs J, Benjamin M. Immunolocalisation of collagens in the developing rat molar tooth. J. Eur. Oral.Sci1998, 106:147-5

(28) Koyama E, Wu C, Shimo T, Iwamoto M, Ohmori T, KurisuK,Ookura T, etal. Desenvolvimento do stratum intermedium e o seu papel como estrutura de sinalização Sonic hedgehog durante a odontogénese. Dev Dyn. 2001, 222:178-91.

(29) bartlett j, simmer j. proteinases no desenvolvimento do esmalte dentário. Crit rev oral biol med 1999; 10: 425-41.

(30) Marianna Bei. Molecular Genetics of Ameloblast Cell Lineage.J ExpZool B MolDevEvol.2009; 312: 437-444.

(31) Zeichner-David M. A proteína da matriz do esmalte é mais do que a bio mineralização? Matrix Biol.2001;20:307-16.

(32) Megan L. e John D. Vias de resposta ao stress nos ameloblastos: Implications for Amelogenesis and Dental Fluorosis. Cells. 2012, 1; 631-45.

(33) Jagr M, Eckhardt A, Pataridis S, Broukal Z, Duskova J e Miksik I. Proteomics of Human Teeth and Saliva. Physiol. Res. 2014; 63: 141-54

(34) Margarita Z, Hang V, Henry T, Thomas D, Brett B, Flavia T, Dolores A, Patty H, Tracy W, Julia E, Javier C, Harold C, Slavkin e Mary M.Timing of the expression of enamel gene products during mouse tooth development. Inl. J.Dev Biol. 1997, 41: 27-38.

(35) Ruch j. Compromisso e diferenciação dos odontoblastos. Biochem. Cell Biol.1998: 76; 923-38.

(36) LindeA, Goldberg M. Dentinogénese. Critical Rev Oral Biol Med. 1993, 4:679-728.

(37) Arana-Chavez V e Massa L. Odontoblastos: as células que formam e mantêm a dentina. Int. J. Bioch. Cell. Biol. 2004, 36:1367-73.

(38) Ruch J, Lesot H, Begue-kirn C. Diferenciação de Odontoblastos. Int. J. Dev. Biol.1995, 39: 51-68.

(39) LisiS, PeterkovaR,Peterka M, RuchJ e LesotH. Tooth Morphogenesis and Pattern of Odontoblast Differentiation (Morfogénese do dente e padrão de diferenciação dos odontoblastos). Connect Tissue Res, 2003, 44: 167-70.

(40)   Abbott B, Birnbaum L , Diliberto J. Distribuição rápida de 2,3,7,8-tetraclorodibenzo-p-dioxina (TCDD) nos tecidos embrionários de ratinhos C57BL/6N e correlação com a absorção palatal in vitro .1996, 141:256-63.

(41) Allen D, Lean L. *2,3,7,8-tetrachlorodibenzo-j9-dioxin* affects size and shape, but not asymmetry, of mandibles in mice. Ecotoxicologia. 2001;10:167-76.

(42) Alaluusua S, Lukinmaa P-L, Torppa J, Tuomisto J, Vartiainen T. Developing teeth as biomarker of dioxin exposure. Lancet. 1999; 35: 353:206.

(43) Partanen A, Alaluusua S, Miettinen P, Thesleff I, Tuomisto J, Pohjanvirta R, LukinmaaP.Epidermal growth fator recetor as a mediator of developmental toxicity of dioxin in mouse embryonic teeth. Lab Invest. 1998; 78: 1473-81.

(44) Kattainen H, Tuukkanen J, Simanainen U, Tuomisto J, Kovero O, Lukinmaa P-L, et al. *In* utero/lactational *2,3,7,8-tetra-chlorodibenzo-j9-dioxin* exposure impairs molar tooth development in rats. ToxicolApplPharmacol. 2001;174:216- 24.

(45) Lukinmaa P, Sahlberg C, Leppaniemi A, Partanen A, Kovero O, Pohjanvirta R, et al. Arrest of rat molar tooth development by lactational exposure to 2,3,7,8- *tetrachloro-dibenzo-^-dioxin*. ToxicolApplPharmacol. 2001;173:38-47.

(46) Alaluusua S, Lukinmaa P-L, Pohjanvirta R, Unkila M, Tuomisto J. A exposição a *2,3,7,8-tetraclorodibenzo-^ara-dioxina* conduz a uma formação defeituosa da dentina e à perfuração da polpa num dente incisivo de rato. Toxicologia. 1993;81:1-1

(47) Kiukkonen A, Viluksela M, Sahlberg C, Alaluusua S, Tuomisto JT, Tuomisto J, et al. Response of the incisor tooth to 2,3,7,8-*tetrachlorodibenzo-p-dioxin* in a dioxin-resistant and a dioxin-sensitive rat strain. Toxicol Sci. 2002;69:482-9.

(48) Partanen A-M, Kiukkonen A, Sahlberg C, Alaluusua S, Thesleff I, Pohjanvirta R, et al. Developmental toxicity of dioxin to mouse embryonic teeth *in vitro:* arrest of tooth morphogenesis involves stimulation of apoptotic program in the dental epithelium. Toxicol Appl Pharmacol. 2004;194:24-33.

(49) SalmelaE Alaluusua S, Sahlberg C e LukinmaaP.Tributyltin Alters Osteocalcin, Matrix Metalloproteinase 20 e Dentin Sialophosphoprotein Gene Expression in Mineralizing Mouse Embryonic Tooth in vitro. Cells Tissues Organs.2011, 15:1-9.

(50) Imai R, Miake Y, Yanagisawa T e Yakushiji M. Growth and Formation of the Tooth Germ in a Rat Modelof Fetal Alcohol Syndrome .J Hard Tissue Biol. .2007, 16: 61-70.

(51) Dong Q, Wu H, Dong G, Lou B, Yang L e Zhang L. A morfologia e a mineralização do tecido duro dentário na descendência de ratos fumadores passivos .Arch Oral Boil. 2011, 56: 1005-13.

(52) Vilela A, da Costa J, Lopes R e Sala M. Ação da hipervitaminose A sobre o germe dentário de fetos de rato: estudo histológico e morfométrico. Rev. chil. anat. 2001, 19.231-8.

(53) Roslindo E, Silverio K, Jorge M e de Sousa H. Efeito da Isotretinoína no Desenvolvimento do Dente Germinativo e do Palato em Embriões de Ratos. Braz Dent J 2001; 12: 115-9.

(54) LevensonG. Efeito da deficiência de ácido ascórbico nos germes dos dentes do segundo molar do rato cultivados in vitro. J Embryol Exp Morphol.1976;36:73-85.

(55) Asmaa S. Al-Douri. Estudo experimental dos efeitos histoquímicos da administração de succinato sódico de hidrocortisona no periodonto de ratos albinos. J Coll Dentistry 2005;17 :59-63.

(56) Fouda N, caracatsanis M e HammarstromL .Distúrbios do desenvolvimento do molar do rato induzidos por dois difosfonatos. Adv Dent Res .1989 ; 3:234-40.

(57) Simmelink J e Lange A. Ultra-estrutura do esmalte de rato alterado sob quistos induzidos por flúor. Oral Pathol.1986, 15:155-61.

(58) Lyaruu D, Vermeulen L, . Stienen N, Bervoets T, DenBesten P, e . Bronckers A. As cavidades de esmalte em molares de hamster, formadas por uma única dose elevada de flúor, estão associadas a uma perturbação dos ameloblastos em fase de transição. Caries Res. 2012; 46: 575-80.

(59) Shehata H. Medicamentos a evitar na gravidez. Current Obstetrics and Gynaec- ology.2000,10:44-52.

(60) Little J. Medicina complementar e alternativa: Impacto na medicina dentária. Oral Surg Oral Pathol Oral RadiolEndod. 2004,98: 137-45.

(61) Srivastava R, Jyoti B, Pathak S, Wazir S, Shukla A e MdSajid Z Aloé Vera: The Herbal Magic Wand . J Clin Den Res Edu. 2014,3:1-11.

(62) Wadhawan R, DAA Khan S, Solanki G e Sabir S.aloevera: uma bênção para a medicina dentária. . Int J PharmaceSc Rev e Res .2014, 4 : 147-51.

(63) Sampath K, Debjit B, Chiranjib, Biswajit. Aloe vera: uma erva potencial e a sua importância medicinal. J. Chem. Pharm. Res. 2010, 2: 21-9.

(64) -Amar S, Vasani R, Saple D. Aloé vera: Uma breve revisão. Indian J Dermatol 2008:53:163-6.

(65) Efeito da velocidade da centrifugadora na extração do gel das folhas de Aloé Vera Chandegara VK e Varshney AK. J Food Process Technol. 2014, 5:1-6.

(66) Balasubramanian J e Narayanan N .Aloe Vera: a dádiva da natureza, espécie do mês .2013, 2: 11-3.

(67) -Joseph B, Raj s. Propriedades farmacognósticas e fitoquímicas do aloé vera - uma visão geral. Int J PharmaceSc Rev e Res. 2010 ;4: 106-10

(68) -HammanJ.Composição e Aplicações do Gel de Folha de Aloé vera. *Molecules* **2008**, 13, 1599-616.

(69) Mulu T,Teshale FGemeda Sand SahuO .Avaliação Medicamentosa do Aloé Vera: Overview on Characteristics and Application. J Nutrição e Saúde. 2015, 3: 1-7

(70)   -Muaz A e Fatma H. Composição química e atividade bioquímica de Aloe veraAloe barbadensis Miller) Leaves.I. J.Chem .Biochem.2013,6:13-17.

(71)   -Rajeswari R, Umadevi M, Sharmila R, Pushpa R, Selvavenkadesh S, Sampath K, Debjit B. *Aloé vera:* The Miracle Plant Its Medicinal and Traditional Uses in India [A planta milagrosa, seus usos medicinais e tradicionais na Índia]. J Pharm Phyto 2012, 1 : 118-24.

(72)   SikarwarMukesh. S, Patil M, Sharma Shalini, Bhat Vishnu Aloe vera: Planta da Imortalidade. Jornal Internacional de Ciências Farmacêuticas e Investigação 2010; 1: 7-10.

(73)   Sharma P, Kharkwal A, Kharkwal H, Abdin M e Varma A. A Review on Pharmacological Properties of Aloe vera. Int. J. Pharm. Sci. Rev. 2014; 7: 31-37

(74)   - Ayman A, Hiroshi U e Yuji U. O efeito da administração oral de Aloé Vera na cicatrização de feridas cutâneas em ratos diabéticos de tipo 2. J. Vet. Med. Sci. , 2011;73: 583-9.

(75)   - Ahmad OryanAboutorab T. NaeiniBehroozNikahval e Effa .Effect of aqueous extract of Aloe vera on experimental cutaneous wound healing in rat. Vet. arhiv. 2010; 80 :509-22.

(76)   -Radha M Laxmipriya N/ Avaliação das propriedades biológicas e da eficácia clínica da Aloé vera: Uma revisão sistemática. Traditional J Complementary Med. 2015; 5: 21-26.

77-   Prabjone R, Thong-Ngam D,Wisedopas N,Chatsuwan T,Patumraj S. Efeitos anti-inflamatórios do Aloé vera na interação leucócito-endotélio na microcirculação gástrica de ratos infectados com Helicobacter pylori. Clin.Hemorheol. Microcirc.2006; 35: 359-36

78-   Singh TandDey S. Isolamento e caraterização de uma nova proteína com propriedades antifúngicas e anti-inflamatórias do gel de Aloe veraleaf. Int J Biol Macro. 2011:48; 38-43.

79-   Borra s, Lagisetty r , Mallela g. Anti-ulcer effect of Aloe verain non-steroidal anti-inflammatory drug induced peptic ulcers in rats . Afr. J. Pharm. Pharmacol. 2011: 5;1867-71.

80-   Kumar S e Yadav J. Ethnobotanical and pharmacological properties of Aloevera: A review . J. Med. Plants Res. 2014; 8: 1387-98.

81- Winters W, Benavides R, Clouse W. Effects of Aloe Extracts on Human Normal and Tumor Cells in Vitro. Botânica Económica. 1981: 35; 89-95.

82- Steenkamp, V.; Stewart, M.J. Aplicações medicinais e actividades toxicológicas de produtos de Aloé.Pharm. Biol. 2007, 45, 411-20.

83- Raksha B, Pooja S, Babu S.Compostos bioactivos e propriedades medicinais de Aloe VeraL.: Uma atualização. J Plant Sci. 2014; 2: 102-7.

84- Im s, lee r, lee h, lee k, park I, lee s, et al. atividade imunomoduladora in vivo do gel de aloé vera administrado por via oral. Arch pharm res 2010;33:451-6.

85- Daburkar M, Lohar V, Rathore AS, Bhutada P, Tangadpaliwar S. Uma investigação in vivo e in vitro do efeito do extrato geletanólico de Aloe vera utilizando um modelo animal com úlcera do pé diabético. J Pharm Bioall Sci 2014;6:205-12.

(86) -Villalobos OJ, Salazar CR, Sánchez GR. Efecto de unenjuague-bucal- compuesto de aloe vera en la placabacteriana e inflamación gingival. Ata Odontol Venez. 2001;39:16-24.

(87) -Lee SS, Zhang W, Li Y. O potencial antimicrobiano de 14 dentifrícios naturais à base de plantas: resultados de um estudo in vitro do método de difusão. J Am Dent Assoc. 2004;135:1133-41.

(88)-de oliveria S, torres t, Pereira s, mota o, carlos m.. Efeito de um dentífrico contendo aloé vera no controlo da placa bacteriana e da gengivite, um estudo clínico duplamente cego em humanos. J Appl Oral Sci. 2008, 16: 293-6.

(89) - Chang-Liang He, Ben-Dong Fu, Hai-Qing Shen, Xiao-Lin Jianga, Xu-Bin Wei. Ácido fumárico, um componente antibacteriano de Aloe vera L. Afr J Biotech 2011; 10: 2973-7.

(90) -Sharma A, Gautam S. Uma visão geral das propriedades medicinais do Aloe vera: aspectos antibacterianos e antifúngicos. nt j pharm Bio Sci 2013; 4: 694 - 705

(91) -Geetha B, Praveen K e Vidya D. Aloé vera: o calmante da natureza para a doença periodontal. J Indian Soc periodontal. 2011, 15: 205-9.

(92) -Virdi H, Jain S, Sharma S. Effect of locally delivered aloe vera gel

as an adjunct to scaling and root planing in the treatment of chronic periodontitis: Um estudo clínico. Indian J Oral Sci .2012, 3: 84-9.

(93) -Chandrahas B, jayakumar a, naveen a, butchibabu k, reddy p, muralikrishna t. A randomized, double -blind clinical study to assess the anti plaque and anti gingivitis efficacy of Aloe vera mouth rinse. J. Indian Socperio. 2012, 16 : 543-8.

(94) -Ajmera n, Chatterjee A, Goyal V. Aloe vera - It's effect on gingivitis. J Indian SocPerio. 2013, 17: 453-8.

(95) -Chandrabhatla s, Rajasekhar v, Nalam s, Pandranki j. Natural Medicaments in Endodontics.Journal of Oral Research & Review.2012; 4: 1-8.

(96) -Gala-Garcia A, Teixeira K, Mendes L, Sobrinho A, Santos V, Cortes M. Efeito do Aloé vera no tecido pulpar de ratos. Pharm Biol.2008; 46: 302-08.

(97) -Jittapiromsak   N,   Sahawat   D,   Banlunara   W, SangvanichP,Thunyakitpisal P. Acemannan, um produto extraído do Aloe vera, estimula a proliferação, diferenciação, mineralização e formação de dentina das células da polpa dentária. Tissue Eng Part A. 2010;16:1997-2006.

(98) -Boonyagul S, Banlunara W , Sangvanich P, Thunyakitpisal P. Efeito do acemannan, um polissacárido extraído do Aloe vera, na proliferação, diferenciação, síntese de matriz extracelular, mineralização e formação óssea de BMSCs num modelo de extração dentária. Odontology, 2012: 2; 1-8.

(99) -Lardungdee P, AsvanitP,Thunyakitpisal P. Effect of acemannan on the dentinsialophosphoprotein and dentin matrix protein 1 mRNA expressions in primary human pulpal cells. CU Dent J. 2008; 31:407-14.

(100) -Jettanacheawchankit S, Sasithanasate S, Sangvanich P, BanlunaraW, Thunyakitpisal P. Acemannan estimula a proliferação de fibroblastos gengivais: Expressões do fator de crescimento de queratinócitos-1, do fator de crescimento endotelial vascular e do colagénio de tipo I; e cicatrização de feridas. J Pharmacol Sci . 2009; 109:525-31.

(101) -Tanwar R, Gupta J, Asif S, Panwar S, HeralgiR.Aloe Vera e as suas utilizações em medicina dentária. Indian J Dent Adv 2011; 3: 656-8.

(102) -BhalangK ,Thunyakitpisal P, and Rungsirisatean N. Acemannan, a Polysaccharide Extracted from Aloe vera, Is Effective in the Treatment of Oral Aphthous Ulceration. Alter Complem J Medi. 2013, 19: 429-34.

(103) -Babaee N , Zabihi E , Mohseni S, Moghadamina A. Avaliação dos efeitos terapêuticos do gel de Aloé vera na estomatite aftosa recorrente menor. J Dent Res .2012 ; 9:381-5.

104- Choonhakarn C, Busaracome P, Sripanidkulchai B, Sarakarn P. A eficácia do gel de aloé vera no tratamento do líquen plano oral: um ensaio aleatório controlado. Br J Dermatol 2008;158:573-7.

105- Salazar-Sanchez N, Lopez-Jornet P, Camacho-Alonso F, Sanchez-Siles M. Eficácia do Aloé vera tópico em pacientes com líquen plano oral: Um estudo aleatório em dupla ocultação. J Oral Pathol Med 2010;39:735-40.

106- Mansourian A, Momen-Heravi F, Saheb-JameeM. Comparação da eficácia do tratamento do uso diário de elixir bucal de aloé vera com triamcinoloneacetonide 0,1% no líquen plano oral: Um ensaio clínico aleatório e duplamente cego. Am J Med Sci 2011;342:447-51.

107- Amanat D, Najafi R, Tazaesh L. Efeito do gel de Aaloevera versus triamcinolona local no tratamento do líquen plano oral. J Dent, Shiraz of Univ Med Sci. 2011, 12:1-5.

108- Jittapiromsak N, Jettanacheawchankit s, Lardungdee p, Sangvanichp,ThunyakitpisalpEfeito do Acemannan na Expressão de BMP-2 em Fibroblastos Pulpares Primários e Fibroblastos Periodontais, Estudo in vitro. J. Oral Tissue Eng. 2007 4: :149-54.

109- Thunyakitpisal P, Tavedhikul K, Heamkulchon K. O extrato de gel de Aloé vera estimula a proliferação de células do ligamento periodontal humano em cultura primária e de fibroblastos pulpares. CU Dent J. 2004; 27:47-57.

110- Sahawat D, Kanthasuwan S, Sangvanich P, Takata T, Kitagawa M, Thunyakitpisal P Acemannan induz a proliferação, diferenciação, secreção de matriz extracelular e deposição de minerais nos cementoblastosJ. Med. Plants Res. 2012; 6: 4069-76.

111- Abdelrawaf S, Al-Saady S1 e Attitallal. Efeitos citogenéticos do extrato de gel das folhas de Aloe vera (L.) em células da medula óssea de ratinhos. World Appl. Sci. J. , 2013;24 : 879-84.

112- Kayraldiz, A., Yavuzkocaman, E. Rencuzoullari, S. stifli H. Topakta M e Daliolu Y. Os efeitos genotóxicos e antigenotóxicos do extrato de folha de Aloe vera in vivo e in vitro. Turk J. Biol. 2010 ;34: 235-46.

113- Sultana Z , Najam R. toxicidades grosseiras e efeito hepatoprotector do aloé vera (l) burm.f. Int Res J Pharma. 2012, 3: 106-10.

114- Angela S, e Davis L. Efeitos imunomodificadores e antimicrobianos do óleo de eucalipto e de dispositivos simples de inalação.Altern. Med. Rev .2010,15:33-47.

115- Silva J, Abebe W, Sousa M,. Duarte G,.Machado L, Matos A. Efeitos analgésicos e anti-inflamatórios dos óleos essenciais de Eucalipto. J Ethnopharmacology 2003;89 :277-283.

116- Dogan H, Tasman F, Cehreli Z. Efeito dos solventes de guta-percha a diferentes temperaturas nos níveis de cálcio, fósforo e magnésio da dentina radicular humana. J Oral Rehabilitation. 2001;28: 792-6.

117- Uemura M, Hata G, Toda T, Weine F. Eficácia do EUC e do d-limoneno como solventes de guta-percha. J Endodontics.1997;23: 739-41.

118- Bachir Raho G, Benali M. Atividade antibacteriana dos óleos essenciais das folhas de Eucalyptus Globulus contra Escherichia coli e Staphylococcus aureus. Asian Pac J Trop Biomed 2012; 2: 739-42.

119- Marzoug H, Romdhane M, Lebrihi A, Couderc F, Abderraba M, Khouja M Bouajila J. Óleos essenciais de Eucalyptus oleosa: Composição Química e Actividades Antimicrobianas e Antioxidantes dos Óleos de Diferentes Partes da Planta (Caules, Folhas, Flores e Frutos).Molecules. 2011, 16, 1695-709.

120- Olayinka a, Olawumi o, Olalekan a, Abimbola a, Idiat I, Theophilus o. Chemical composition, antioxidant and cytotoxic effects of Eucalyptus Globulus grown in north-central Nigeria . J. Nat. Prod. Plant Resour .2012; 2 :1-8.

121- Juergens UR, Stober M, Schmidt-Schilling L, KleuverT , Vetter .Antiinflammatory effects of eucalyptol (1.8-cineole) in bronchial asthma: inhibition of arachidonic acid metabolism in humanblood monocytes ex vivo. European J Med Res. 1998;3: 407-12.

122. Santos FA &Rao VSN (2000). Efeitos antiinflamatórios e antinociceptivos do 1,8-cineol, um óxido terpenóide presente em muitos

óleos essenciais de plantas. Phytotherapy Res, 14: 240-244.

123. Juergens UR, Stöber M & Vetter H. Inibição da produção de citocinas e do metabolismo do ácido araquidónico pelo eucaliptol (1,8 cineol) em monócitos do sangue humano in vitro. European J Med Res.1998;3: 508-10.

124- Juergens U. Anti-inflammatory activity of 1.8-cineol (eucalyptol) in bronchial asthma: a double-blind placebo-controlled trial. Respiratory Med. 2003; 97:250- 6.

125- Santos F, RaoV. 1,8-Cineol, um agente aromatizante de alimentos, previne a lesão gástrica induzida por etanol em ratos. Digestive Diseases Sci.2001; 46: 331-7.

126- Kovar K, Gropper B, Friess D & Ammon H. Níveis sanguíneos de 1,8 cineol e atividade locomotora de ratos após inalação e administração oral de óleo de alecrim. Planta Medica.1987; 53: 315-8.

127- Stimpfl T, Nasel B, Nasel C, Binder R, Vycudilik W ,Buchbauer G. Concentração de 1,8 cineol no sangue durante inalação prolongada. Chemical Senses.1995; 20: 349-50.

128- Lahlou S, Figueiredo A, Magalhães P, Leal-Cardoso JH. Efeitos cardiovasculares do 1,8-cineol, um óxido terpenóide presente em muitos óleos essenciais de plantas, em ratos normotensos. Canadian J Physio Pharma.2002; 80: 1125-31.

129- Santos F &Rao V. Envolvimento dos mastócitos na resposta do edema da pata do rato ao 1,8-cineol, o principal constituinte dos óleos de eucalipto e de alecrim. European J Pharma.1997; 331: 253-8.

130- Soares m, Damiani c, Moreira c, Stefanoni ,Vassallo d. Eucaliptol, um óleo essencial, reduz a atividade contrátil no músculo cardíaco de ratos. Braz J Med Biol Res. 2005; 38: 453-9.

131- Lima P, de Melo T, Carvalho K, de Oliveira Í, Arruda B, de Castro Brito G, Rao V, Santos F. 1,8-cineol (eucaliptol) melhora a pancreatite aguda induzida por ceruleína através da modulação de citocinas, estresse oxidativo e atividade de NF-κB em camundongos. Life Sci. 2013;92:24-6.

132- Bhagat M, Sharma V, Saxena A. Anti-proliferative effect of leaf extracts of eucalyptus citriodora against human cancer cells in vivo and in vitro. Indina J Biochem Biophys. 2012: 49; 451-7.

133- Shishir r, Renita c, Kumuda a, Subhas b.Uso irracional de óleo de eucalipto em odontologia: um relato de caso. Bangladesh J MedSci .2011:10; 121-5.

134- Hendry ER, Worthington T, Conway BR, Lambert PA. Eficácia antimicrobiana do óleo de eucalipto e do 1,8-cineol isoladamente e em combinação com o clorexidinedigluconato contra microrganismos cultivados em culturas planctónicas e de biofilme. AntimicroJ Chem.2009; 64 : 1219- 25.

135. Ahlem, S., Khaled, H., Wafa, M., Sofiane, B., Mohamed, D., Jean-Claude, M. e Abdelfattah, el F. A administração oral de um extrato de Eucalyptus globuluse reduz o stress oxidativo induzido pela aloxana em ratos. Chem. Biol. Interact.2009; 181: 71-6.

136. Eidi A, Eidi M, Givian, M, Abaspour, N. Hypolipidemic effects of alcoholic extract of eucalyptus (Eucalyptus globulusLabill.) leaves on diabetic and nondiabetic rats. Irão. J. Diabetes. Lipid.Disord.2009;8: 105-12.

137. Vigo, E., Cepeda, A., Gualillo, O. e Perez-Fernandez, R. (2004) Efeito anti-inflamatório in-vitro de Eucalyptus globulus e Thymus vulgaris: inibição do óxido nítrico em macrófagos murinos J7744A.1. J. Pharm. Pharmacol. 56: 257-263.

138- Arise r,Malomo s, Adebayo j, Igunnu a. Efeitos do extrato aquoso de Eucalyptus globulus na peroxidação lipídica e em enzimas selecionadas do fígado de ratos. JMed Plant Res. 2009;3: 77-81.

139- Bokaeian M, Nakhaee A, Moodi B , Khazaei H. Eucalyptus globulus (Eucalyptus) Tratamento de Candidíase em Ratos Normais e Diabéticos.Iran Biomed. J. 2010; 14: 119-24.

140- Emira N, Mejdi S, Hafedh H, Najla T, Riadh K , Eulogio V. Composição química, potencial antioxidante e antifúngico dos óleos essenciais de Melaleucaalternifolia (árvore do chá) e Eucalyptus globulus contra espécies orais de Candida. J Med Plant Res.2011; 5: 4147-56

141- Rasooli I, Shayegh S.The effect of Menthaspicata and Eucalyptus camaldulensis essential oils on dental biofilm .I. J. Dent Hygiene. 2009; 7:196-203

142- Fani M andKohanteb J. Inhibitory Activity of Cinnamon Zeylanicum and Eucalyptus Globulus Oils onStreptococcusMutans, Staphylococcus

Aureus, and Candida Species Isolated from Patients with Oral Infection. J.Shiraz Univ Dent.2011, 11:14-20

143- Motamayel f, Hassanpour s, Alikhani m, Poorolajal j, Salehi j. Efeito antibacteriano de extractos de eucalipto *(globulusLabill)* e alho *(Allium sativum)* em bactérias cariogénicas orais. Micro J Res Rev. 2013; 1:12-7.

144- JehadM , Al- HijaziA. Estudo histológico do efeito dos vapores de óleo de eucaliptol no desenvolvimento do palato e do germe dentário (estudo experimental em ratos). J Bagh College Dentistry.2011; 23: 61-6.

145- Wong HM. Factores etiológicos dos defeitos de desenvolvimento do esmalte. Austin J Anat. 2014;1:1- 9.

146- Gao Y, Sahlberg C, Kiukkonen A, Alaluusua S, Pohjanvirta R, Tuomisto J, Lukinmaa PL. Lactational exposure of Han/Wistar rats to 2,3,7,8- tetrachlorodibenzo-p-dioxin interfere com a maturação do esmalte e retarda a mineralização da dentina. J Dent Res. 2004; 83: 139-144.

147- Jalevik B, Noren JG, Klingberg G, Barregard L. Factores etiológicos que influenciam a prevalência de opacidades demarcadas nos primeiros molares permanentes num grupo de crianças suecas. Eur J Oral Sci. 2001; 109: 230-4.

148- Sasi Kumar R, Ray R, Paul P, Suresh C. Estudos de desenvolvimento e armazenamento de produtos terapêuticos prontos a servir (RTS) feitos a partir de uma mistura de sumo de Aloé vera, Aonla e gengibre. J Food Process Technol. 2013, 4:1-5.

Índice

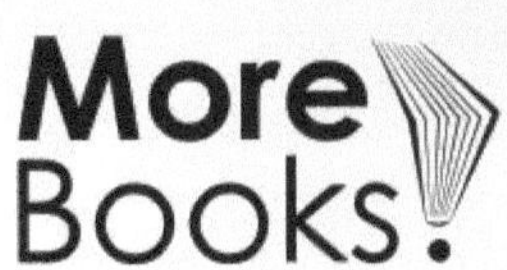

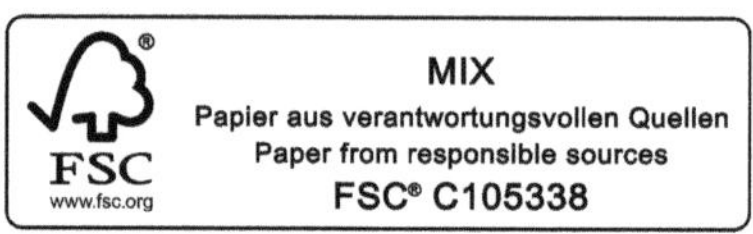

Printed by Books on Demand GmbH, Norderstedt / Germany